BEI GRIN MACHT SICH IHR WISSEN BEZAHLT

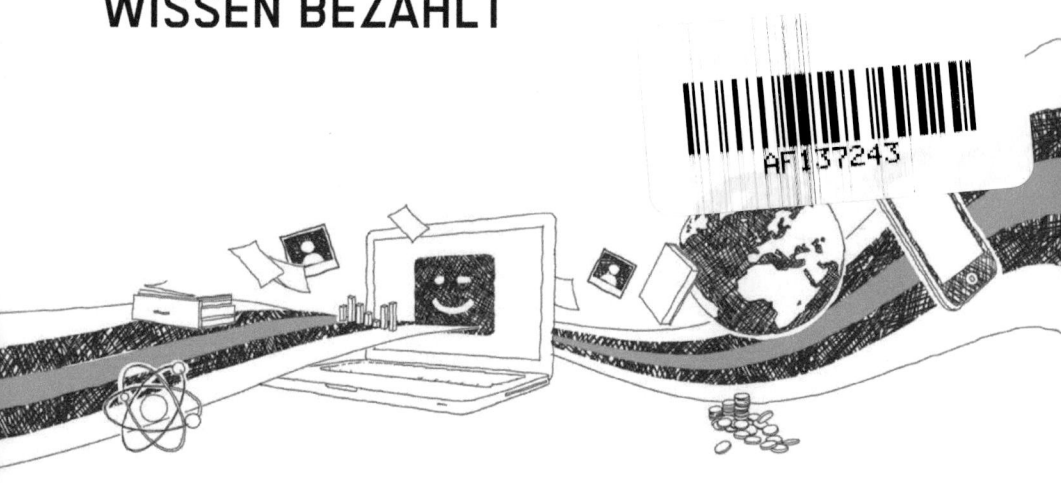

- Wir veröffentlichen Ihre Hausarbeit,
  Bachelor- und Masterarbeit

- Ihr eigenes eBook und Buch -
  weltweit in allen wichtigen Shops

- Verdienen Sie an jedem Verkauf

Jetzt bei www.GRIN.com hochladen und kostenlos publizieren

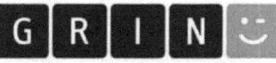

Bibliografische Information der Deutschen Nationalbibliothek:

Die Deutsche Bibliothek verzeichnet diese Publikation in der Deutschen National-
bibliografie; detaillierte bibliografische Daten sind im Internet über http://dnb.d-
nb.de/ abrufbar.

Impressum:

Copyright © 2014 GRIN Verlag
Druck und Bindung: Books on Demand GmbH, Norderstedt Germany
ISBN: 9783346166944

Dieses Buch bei GRIN:

https://www.grin.com/document/540632

Philipp Schiffer

Grundlagen zur Demenz im Zusammenhang mit der steigenden Pflegebedürftigkeit

GRIN Verlag

GRIN - Your knowledge has value

Der GRIN Verlag publiziert seit 1998 wissenschaftliche Arbeiten von Studenten, Hochschullehrern und anderen Akademikern als eBook und gedrucktes Buch. Die Verlagswebsite www.grin.com ist die ideale Plattform zur Veröffentlichung von Hausarbeiten, Abschlussarbeiten, wissenschaftlichen Aufsätzen, Dissertationen und Fachbüchern.

Besuchen Sie uns im Internet:

http://www.grin.com/

http://www.facebook.com/grincom

http://www.twitter.com/grin_com

Grundlagen zur Demenz im Zusammenhang mit der steigenden Pflegebedürftigkeit

Hausarbeit

Schriftliche Hausarbeit zum Krankheitsbildes Demenz und der Pflegeversicherung im deutschen Gesundheitswesen bei Demenz.

Vorgelegt von: Philipp Schiffer

Note: 2,0

Datum der Veröffentlichung: Dezember 2014

Inhaltsverzeichnis

1   Einleitung

Die Diagnose einer demenziellen Erkrankung wird von Ärzten heutzutage zunehmend   häufiger gestellt. Dies ist vor allem auf die unabwendbare demographische Entwicklung zurückzuführen. Sie besteht im Grunde darin, dass die Anzahl älterer Menschen in Deutschland tendenziell ansteigt. Begünstigt wird dies durch den medizinisch-technischen Fortschritt. So können neue Behandlungsmethoden und innovative Medikamente Erkrankungen, die mit zunehmendem Alter auftreten, entgegenwirken. Auf diese Weise wird den Älteren unserer Gesellschaft eine bessere Lebensqualität ermöglicht, die allerdings mit hohen Kosten verbunden ist, welche von der Solidargemeinschaft getragen werden.[1] Das Krankheitsbild Demenz stellt in diesem Zusammenhang eine Ausnahme dar. Diese Erkrankung ist bis heute nicht heilbar, sondern nur begrenzt therapierbar. Zudem steigt die Prävalenz exponentiell mit dem Alter an.[2] Demzufolge werden Demenzerkrankungen für unsere Gesellschaft zu einer wachsenden Problematik und stellen die soziale Kranken- und Pflegeversicherung vor eine große Herausforderung. Um dem entgegenzuwirken hat das Bundesministerium für Gesundheit (BMG) die Pflegestärkungsgesetze verabschiedet, die zum ersten Januar 2015 in Kraft treten werden. Der amtierende Bundesgesundheitsminister Hermann Gröhe äußerte sich diesbezüglich wie folgt: „Mit dem Pflegestärkungsgesetz sorgen wir dafür, dass Demenzkranke und ihre Familien schon ab dem nächsten Jahr deutlich besser unterstützt werden. Wir brauchen darüber hinaus eine gemeinsame Kraftanstrengung in allen Bereichen unserer Gesellschaft. Dazu gehören neben einer guten medizinischen und pflegerischen Versorgung und Rehabilitationsmaßnahmen auch ein kompetenter Umgang mit Demenzkranken, sei es in Arztpraxen, Krankenhäusern oder in Bürgerämtern. Diesem Ziel dient die Allianz für Menschen mit Demenz."[3]
Zunehmend wird deutlich, welchen Stellenwert die Demenz in unserer Gesellschaft einnimmt. Denn Fakt ist, dass zurzeit in Deutschland rund 1,5 Millionen Menschen

---

[1] Vgl. Breyer/ Zweifel/ Kifmann: Gesundheitsökonomik Springer Verlag, 5. Auflage, S. 508.
[2] Vgl. Doblhammer et al.: Demografie der Demenz, 2012 S. 54.
[3] Bundesministerium für Gesundheit: Unterzeichnung der Agenda „Gemeinsam für Menschen mit Demenz" , 2014, www.bmg.bund.de.

mit einer Demenzerkrankung leben. Jedes Jahr kommen 300.000 Neuerkrankungen dazu. Sollte in den künftigen Jahren auf diesem Gebiet kein Durchbruch stattfinden, steigt nach Vorausberechnungen der Bevölkerungsentwicklung die Anzahl von Demenzkranken bis zum Jahr 2050 auf ungefähr 3,0 Millionen an.[4]

Auch das Deutsche Zentrum für Neurodegenerative Erkrankungen (DZNE) geht davon aus, dass im Jahr 2050 die Anzahl von Demenzkranken auf bis zu 3,0 Millionen ansteigen wird.[5]

2 Grundlagen zur Demenz

2.1 Begriffserklärung

Der medizinische Begriff „Demenz" bezeichnet ein klinisches Syndrom mit unterschiedlichen Ursachen und daher auch mit verschiedenen Symptomen, Ausprägungen und Verläufen.[6]

Das Wort Demenz leitet sich vom lateinischen Nomen „dementia" ab. Wörtlich übersetzt bedeutet Demenz „ohne Verstand" oder „ohne Geist". Das dazugehörige lateinische Adjektiv „demens" wird mit „wahnsinnig" oder „verrückt" übersetzt. Demnach kann ein Demenzkranker als eine wahnsinnige Person ohne Verstand beschrieben werden.[7]

Bei der Demenz besteht eine fortschreitende Störung des Gedächtnisses und Denkvermögens, wobei in diesem Fall keine Bewusstseinsstörung vorliegt. Beim Betroffenen verschlechtert sich zunehmend die Gedächtnis- und Lernfähigkeit sowie das Urteil- und Denkvermögen. Des Weiteren lassen die räumlich-konstruktive Leistung und der Orientierungssinn nach. Der Betroffene weiß auf einmal nicht mehr, wo er sich befindet oder was er macht. Dies geht mit einer konsequenten Verminderung der Auffassungsgabe und Handlungsplanung einher. Neu erlernte

---

[4]   Vgl. Deutsche Alzheimer Gesellschaft: „Die Häufigkeit von Demenzerkrankungen", Juni 2014, www.deutsche-alzheimer.de.

[5]   Vgl. Wissenschaftliches Institut der AOK: „Demenzerkrankungen nehmen zu", Versorgungs-Report 2012, www.wido.de

[6]   Vgl. Schadé, J.P.: Lexikon Medizin und Gesundheit, 2003, S. 202-203.

[7]   Vgl. Langenscheidt Taschenwörterbuch: Lateinisch-Deutsch Wörterbuch, 2012.

Informationen werden zunehmend nicht behalten und vertraute Inhalte werden vergessen. Im weiteren Verlauf kommt es zu einer Störung von Affektkontrolle, Motivation und Sozialverhalten. Dies wird durch ein unbeherrschtes, antriebsloses Verhalten charakterisiert, sowie durch eine unberechenbare Persönlichkeitsveränderung. Eine Person lässt sich definitionsgemäß als „dement" bezeichnen, wenn diese Symptome länger als sechs Monate vorliegen.[8]

2.2 Epidemiologie in Deutschland

Um die Häufigkeit demenzieller Erkrankungen zu beschreiben, sind die Prävalenz und die Inzidenz die wohl wichtigsten Maßzahlen. In der Bewertung des Morbiditätsgeschehens müssen die beiden Maßzahlen unbedingt getrennt voneinander betrachtet werden. Sowohl die Prävalenz als auch die Inzidenz informieren über die durchschnittliche Dauer der Demenz und darüber, wie sich die Mortalität mit der Erkrankung verändert.[9]

Prävalenz der Demenz

Um die Häufigkeit demenzieller Erkrankungen zu beschreiben, sind die Prävalenz und die Inzidenz die wohl wichtigsten Maßzahlen. In der Bewertung des Morbiditätsgeschehens müssen die beiden Maßzahlen unbedingt getrennt voneinander betrachtet werden. Sowohl die Prävalenz als auch die Inzidenz informieren über die durchschnittliche Dauer der Demenz und darüber, wie sich die Mortalität mit der Erkrankung verändert.[10]

Inzidenz der Demenz

Unter Inzidenz wird die Anzahl der zuvor gesunden Menschen verstanden, die im Verlauf eines Jahres an einer Demenz erkranken. Sie informiert über die Anzahl von Neuerkrankungen einer zuvor gesunden Population. Bezogen auf hundert gesunde

---

[8] Vgl. Mahlberg/ Gutzmann: Demenzerkrankungen, 2009, S. 5-6.
[9] Vgl. Doblhammer et al.: Demografie der Demenz, 2012, S. 53.

[10] Vgl. Doblhammer et al.: Demografie der Demenz, 2012, S. 53.

Personen, tritt weniger als eine Neuerkrankung bis zum Alter von 74 Jahren auf. Ebenso wie bei der Prävalenz, so ist auch bei der Inzidenz mit zunehmendem Alter ein exponentieller Anstieg zu verzeichnen. Ab einem Alter von 75 Jahren weisen Frauen eine höhere Inzidenz auf, als Männer. Da für Frauen eine höhere Demenzprävalenz festgestellt wurde, könnte dies darauf hindeuten, dass die Überlebenszeit von demenzkranken Frauen höher ist als für Männer. Anhand der Inzidenz lassen sich Aussagen über den zeitlichen Verlauf einer Krankheit formulieren, weil die Dauer der Krankheit keinen Effekt auf die Größe der Inzidenz hat. Dabei sind Inzidenzstudien für demenzielle Erkrankungen kostspielig und zeitaufwendig. Ähnlich wie bei der Prävalenz fallen die Schwankungen der Inzidenzen bei älteren Inzidenzstudien größer aus, was wiederum auf die unterschiedlichen Methoden der Durchführung zurückzuführen ist. Verschiedene Formen der Demenz, bevorzugt Alzheimer-Krankheit und vaskuläre Demenz, sind bezüglich ihrer Prävalenz und Inzidenz untersucht worden. Demnach scheint die Alzheimer-Demenz die treibende Kraft des generellen Musters der Demenz zu sein. So konnte bewiesen werden, dass mit zunehmendem Alter das Verhältnis von Alzheimer zur vaskulären Demenz ansteigt. Beide Erkrankungen treten häufig gemeinsam auf, wobei die Alzheimer oftmals als die primäre Ursache der Symptome betrachtet wird. Allgemein gilt, dass die unterschiedlichen Formen der Demenz nur schwer zu unterscheiden sind und differenzierte Diagnosen nicht verlässlich sind. Denn sowohl bei der Prävalenz als auch bei der Inzidenz der Demenz ist es bis heute kaum möglich fundierte Aussagen über eine zeitliche Entwicklung zu treffen.[11]

2.3 Risikofaktoren und Ursachen

Bis heute ist die Ätiologie von Demenzerkrankungen nur teilweise geklärt. Dennoch gibt es eine Vielfalt von Risikofaktoren, welche die Wahrscheinlichkeit zu erkranken im unterschiedlichen Maße erhöhen. Hierbei wird zwischen nicht beeinflussbaren und beeinflussbaren Risikofaktoren unterschieden.
Nicht beeinflussbare Risikofaktoren: hohes Lebensalter; genetische Disposition

---

[11] Vgl. Doblhammer et al.: Demografie der Demenz, 2012 S. 61-63.

<u>beeinflussbare Risikofaktoren:</u> Bluthochdruck; Diabetes mellitus; erkrankte Herzkranzgefäße (KHK); Herzrhythmusstörungen; Rauchen; Alkoholkonsum; Übergewicht; hohes Cholesterin

Folglich lässt sich feststellen, dass es nominell eindeutig mehr beeinflussbare Risikofaktoren gibt als nicht Beeinflussbare. Trotzdem stellen Alter und genetische Disposition die gravierendsten Risikofaktoren dar. Das Alter ist zweifellos der einflussreichste Faktor für die Entstehung einer Demenz, da es eine Reihe Begleiterkrankungen mit sich bringt. Aus Abbildung 1 lässt sich entnehmen, dass sich ab dem 65. Lebensjahr alle fünf Jahre die Wahrscheinlichkeit verdoppelt, an einer Demenz zu erkranken. Die genetische Disposition ist bei jedem Individuum unterschiedlich stark ausgeprägt. Hier ist die medizinische Familienhistorie ausschlaggebend. Ein höheres Risiko haben Menschen, die demenzielle Verwandte ersten oder zweiten Grades haben. Diese familiären Formen werden eingeteilt in früh einsetzende (präsenile) und spät einsetzende (senile) Demenzen. Sehr häufig ist die familiäre Vererbung der präsenilen Form. Dabei sind Mutationen von drei bestimmten Erbanlagen, auch „Risikogene" genannt, bedeutend. Das Amyloid-Vorläuferprotein-Gen findet sich auf Chromosom 21, Presenilin 1 ist auf Chromosom 14 und Presenilin 2 ist auf Chromosom 1 lokalisiert. Menschen, die diese Gene tragen, sind überdurchschnittlich gefährdet.[12]

---

[12] Vgl. Doblhammer et al.: Demografie der Demenz, 2012 S. 73-75.

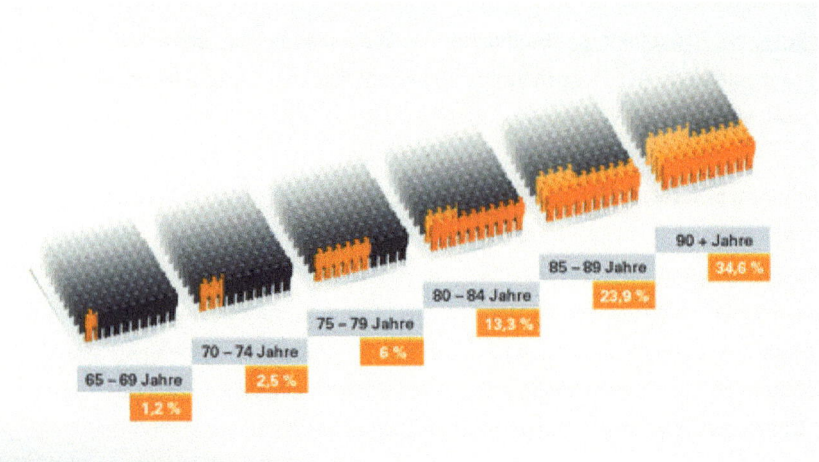

Abbildung 1: Risikofaktor Alter
Quelle: Deutsche Alzheimer Gesellschaft e.V.

Abgesehen von den nicht beeinflussbaren Risikofaktoren, gibt es noch eine Reihe von beeinflussbaren Risikofaktoren, wobei jeder Betroffene Eigeninitiative ergreifen kann. Besonders die kardiovaskulären Risikofaktoren, da diese eng mit dem Lebensstil und der Ernährung in Verbindung stehen. Abbildung 2 gewährt einen Überblick, um welchen Anteil sich das Krankheitsrisiko bei den jeweiligen beeinflussbaren Risikofaktoren erhöht. Ein grundlegender Risikofaktor ist die arterielle Hypertonie, im Volksmund auch Bluthochdruck genannt. Arterielle Hypertonie vermindert die geistige Leistungsfähigkeit. Die dabei entstehende Sklerose, eine zunehmende Verhärtung der Hirngefäße, führt zu einer unzureichenden Durchblutung des Gehirns. Dies wiederum kann kleine Hirnschläge zu Folge haben, die häufig unbemerkt bleiben. Außerdem begünstigt Bluthochdruck weitere Erkrankungen wie z.B. die Koronare Herzkrankheit, kurz KHK. Arteriosklerotische Veränderungen führen dabei zu einer zunehmenden Verengung der Arterien, woraus wiederum eine Durchblutungsstörung des Herzmuskels resultieren kann. Chronischer psychosozialer Stress verstärkt diese Symptome und erhöht das Risiko eines Herzinfarktes. In Folge dessen kann es auch zu Herzrhythmusstörungen kommen. Meist liegen diese psychosozialem Stress und einem Mineralstoffmangel zugrunde. Letztendlich muss festgestellt werden, dass Herz-Kreislauf Erkrankungen und Demenzen sehr oft parallel auftreten. Das gilt ebenso für Diabetes mellitus Typ II, denn viele wissenschaftliche Untersuchungen haben eine abnehmende geistige Leistungsfähigkeit bei Diabetikern belegen können. Ein noch nicht geklärter Zusammenhang besteht auch zwischen Depressionen und Diabetes mellitus, da beide Erkrankungen den Risikofaktoren einer Demenz angehören. Die meisten Menschen, die an Diabetes mellitus Typ II leiden, sind oder waren übergewichtig und körperlich inaktiv. Im Grunde genommen sind diese beschriebenen Risikofaktoren eng miteinander verknüpft. Es gleicht einem Teufelskreis, weil die eine Erkrankung den Grundstein für die Andere legt. Die Hauptursachen für Übergewicht sind eine ungesunde Ernährung und körperliche Inaktivität, welche häufig mit Bluthochdruck, hohen Cholesterin-Werten, Fettstoffwechselstörungen und Diabetes mellitus einhergehen. Diese Gesundheitsstörungen führen mit der Zeit zu einer Arteriosklerose, die das Risiko für Herz-Kreislauferkrankungen und Hirnschläge erhöht. Hinzu kommt der Konsum von Tabak und Alkohol, wodurch andere Gesundheitsstörungen negativ beeinflusst werden. Tabakkonsum führt zu einer verstärkten Arteriosklerose der Gefäße, die das Auftreten einer Demenz begünstigt. Zudem konnte nachgewiesen werden, dass Raucher mehr schädliche Amyloid-Plaques im Gehirn haben als Nichtraucher. Im Vergleich dazu ist beim Alkoholkonsum die Menge auschlaggebend. Moderat konsumiert kann das berühmte Glas Rotwein, mit seinen Flavonoiden, die als Antioxidantien wirken können, einen abschwächenden Effekt haben. Im Kontrast dazu erhöht Alkoholmissbrauch das Risiko an einer Demenz zu erkranken um ein Vielfaches. Ausgehend der beschriebenen beeinflussbaren Risikofaktoren kann gesagt werden, dass jeder das eigene Demenzrisiko durch rechtzeitige Prävention beträchtlich verringern kann. Eine solide Basis hierfür schafft eine gesunde und ausgewogene Ernährung. Wissenschaftlich ist es unumstritten, dass die Zusammensetzung der Ernährung eine wichtige Rolle in der Prävention spielt. Ebenso wichtig ist die geistige und soziale Stimulation im Alter. Denn bei kreativen Arbeiten wie Kochen und Basteln oder beim Erlernen einer neuen Fremdsprache verfällt man nicht dem Alltagstrott und trainiert gleichzeitig das Gehirn. Ratsam ist es auch seine Sozialkontakte zu pflegen und viel mit diesen zu unternehmen. Körperliche Aktivitäten und ein Treffen mit Freunden sind förderlich und wirken einem Verfall in den Alltag entgegen. Epidemiologische Studien bei älteren Menschen haben bewiesen, dass körperliche Aktivität und Sport, vor allem Ausdauersport im Alter einer Demenz entgegenwirken können.[13]

---

[13] Vgl. Flöel A.: Alzheimer – unabwendbares Schicksal, 2013, S. 48-55.

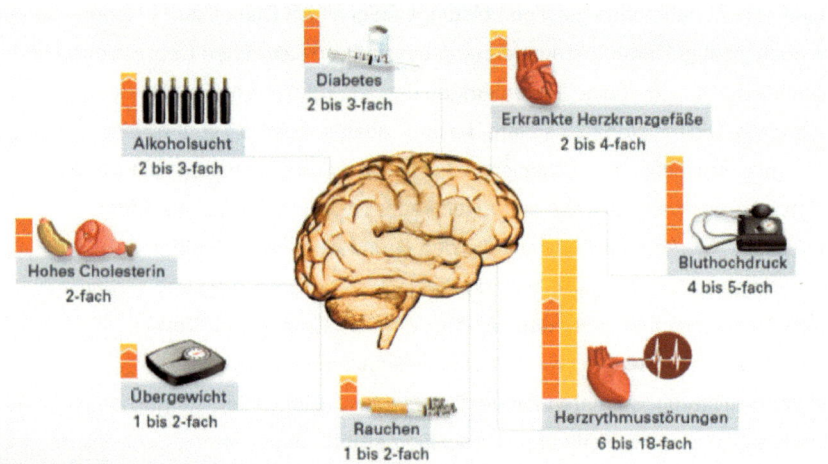

Abbildung 2: Beeinflussbare Risikofaktoren bei Demenz
Quelle: Bundesministerium für Familie, Senioren, Frauen und Jugend

2.4 Diagnostik

Der Nachweis von stark ausgeprägten kognitiven Defiziten, die zunehmend zum Verlust erlernter Fähigkeiten führen und den Betroffenen im alltäglichen Leben stark einschränken, sind wesentliche Kriterien für die Diagnose einer Demenz. Aufgrund dessen ist es aufwendig eine demenzielle Erkrankung zu diagnostizieren. Vieles ist abhängig davon, wie viel Gewicht den Gedächtnisstörungen beigemessen wird. Bei der betroffenen Person dienen viele einfache psychologische Methoden als Schätzung des Leistungsvermögens. Die eindeutige Diagnose Demenz ist nach klinischer Beurteilung und psychologischer Tests nicht eindeutig erkennbar. Ein weiteres Problem bei der Diagnosestellung ist darauf zurückzuführen, dass eine Depression im Alter oft mit einem gewissen Grad an kognitiver Beeinträchtigung einhergeht. Bestimmte körperliche Zustände können die Symptome einer Demenz verstärken und so auch zu einer Fehleinschätzung führen. Um dennoch gesicherte Diagnosen stellen zu können, gibt es eine Reihe diagnostischer Maßnahmen, die folglich näher erläutert werden.[14]

---

[14] Vgl. Kitwood: Demenz – Der personenzentrierte Ansatz im Umgang mit verwirrten Menschen, 2004, S. 48-49.

Labordiagnostik

Die Labordiagnostik gehört zu den Basismaßnahmen, um eine Demenzdiagnose gezielt feststellen zu können. Die Blutuntersuchung dient zur Aufklärung reversibler Demenzursachen. Die ermittelten Laborwerte ermöglichen die Ursachen für die Veränderungen zu bestimmen oder ggf. andere Krankheiten auszuschließen.[15] Die Deutsche Gesellschaft für Psychiatrie, Psychotherapie und Nervenheilkunde (DGPPN) und die Deutsche Gesellschaft für Neurologie (DGN) haben in Zusammenarbeit mit der Deutschen Alzheimer Gesellschaft e.V.in 2009 eine S3-Leitlinie „Demenzen" erarbeitet.S3-Leitlinien sind bezüglich ihrer methodischen Qualität weitaus höher einzuschätzen als eine S2- oder S1 Leitlinie, da sie evidenz- und konsensbasiert sind.[16]

„Leitlinien (guidelines) sind systematisch entwickelte Aussagen zur Unterstützung der Entscheidungsfindung von Ärzten, anderen im Gesundheitssystem tätigen Personen und Patienten. Das Ziel ist eine angemessene gesundheitsbezogene Versorgung in spezifischen klinischen Situationen."[17]

Ausgehend von der S3-Leitlinie „Demenzen" der DGPPN/DGN wird eine serologische und biochemische Diagnostik des Blutes empfohlen. Es sollen Serum- bzw. Plasmauntersuchungen durchgeführt werden. Diesbezüglich werden Basisparameter wie Blutbild, Elektrolyte, Nüchtern-Blutzucker und TSH untersucht. Ermittelt wird zudem der Entzündungsparameter C-reaktives Protein (CRP) ebenso wie die Blutsenkungsgeschwindigkeit, Leber-und Nierenfunktionswerte (GOT, Gamma-GT, Kreatinin, Harnstoff) sowie Vitamin B12. Bei unklaren Fällen oder einer spezifischen Verdachtsdiagnose empfehlen die Autoren der besagten S3-Leitlinie weitergehende Laboruntersuchungen, etwa Differenzialblutbild, HbA1c, Homocysterin, fT3, fT4, Schilddrüsenantikörper, Kortisol, Parathormon, Coeruloplasmin, Vitamin B6, Lues, Borrelien, HIV und ein Drogenscreening.[18]

---

[15] Vgl. Flöel A.: Alzheimer – unabwendbares Schicksal, 2013, S. 68.

[16] Vgl. Deutsche Gesellschaft für Psychiatrie und Psychotherapie und Nervenheilkunde (DGPPN) und Deutsche Gesellschaft für Neurologie (DGN): S3-Leitlinie „Demenzen" (Kurzversion), www.dgppn.de.

[17] Das deutsche Cochrane Zentrum, Universitätsklinikum Freiburg: Leitlinien - Definition und Hintergrund, www.chochrane.de.

[18] Vgl. Demenz-Leitlinie: „Labordiagnostik", www.demenz-leitlinie.de.

Bildgebende Diagnostik

Mit Hilfe von bildgebenden Verfahren wird versucht andere Erkrankungen des Gehirns auszuschließen und dadurch eine größere Sicherheit bei der Diagnosestellung zu erzielen. Geschädigte Hirnregionen können bei Menschen mit Anzeichen einer Demenzerkrankung sichtbar werden. Daher ist die Bildgebung ein fester Bestandteil der Demenzdiagnostik.[19]

Die Elektroenzephalographie (EEG) zeichnet die elektrische Aktivität der Nervenzellen im Gehirn auf. Bei Demenzerkrankungen zeigt sich jedoch erst im fortgeschrittenen Stadium eine verlangsamte Gehirnaktivität. Aufgrund dessen hat das EEG weder bei der Früherkennung noch bei der Verlaufskontrolle eine besondere Bedeutung. Bei der Computertomographie (CT) werden Röntgenbilder der Gehirnmasse erstellt. Durch mehrere Schichtaufnahmen kann das Gehirn auf seine Gewebedichte untersucht werden. Demnach zeigen helle Stellen dichtes und dunkle Stellen weniger dichtes Hirngewebe an. Wenn es zu einem Schwund von Gehirnmasse kommt, füllen sich die Räume mit Gehirnwasser, welches die dunkeln Flächen in der CT ausmacht. Dort, wo Gehirnzellen abgestorben sind, befindet sich nun Gehirnwasser. Diese Unterschiede lassen sich auf den Bildern erkennen und bilden die Basis einer Diagnose. Ebenso wie bei der CT werden auch bei der Magnetresonanztomographie (MRT), Schichtbilder des Gehirns erstellt. Das CT verwendet zur Erzeugung dieser Schichtbilder Röntgenstrahle die MRT dagegen ein starkes Magnetfeld i.V.m. Radiowellen. Die MRT arbeitet völlig strahlenfrei. Zudem stellt die MRT die Hirnstrukturen mit einer höheren Auflösung dar als die CT. Es muss jedoch betont werden, dass Demenzerkrankungen in sehr frühen Stadien nicht durch eine CT oder MRT erkannt werden können.

Die funktionellen bildgebenden Verfahren basieren darauf, entweder Sauerstoff- oder Glukosemoleküle oder andere Bestandteile des Blutes sichtbar zu machen. Auf diese Weise lässt sich feststellen, welche Gehirnzellen in welchen Hirnregionen viele dieser Moleküle aufnehmen und welche nicht. Da aktive Gehirnzellen mehr Nährstoffe benötigen als Ruhende, ist der Blutfluss in einer aktiven Hirnregion erhöht. Demzufolge zeugt eine hohe Zellaktivität für eine starke Leistungsfähigkeit und eine geminderte Aktivität für eine eingeschränkte Leistungsfähigkeit. Sowohl beider Positronen-Emissions-Tomographie (PET) als auch der Single-Emissions-

---

[19] Vgl. Engel, S.: Alzheimer & Demenzen, 2012, S. 18-19.

Tomographie (SPECT) werden radioaktiv markierte Moleküle mit dem Blutfluss im ganzen Körper verteilt bis sie die Blut-Hirn-Schranke passieren und ins Gehirn gelangen. Dann lässt sich anhand der Stärke der radioaktiven Strahlung das Ausmaß der Zellaktivität bestimmen. Die funktionelle Magnetresonanztomographie arbeitet auch mit dem Blutfluss und der Stärke der Zellaktivität. Bei diesem Verfahren werden Sauerstoffmoleküle, in den Hirngefäßen durch Magnetismus sichtbar gemacht. Je größer die Blutmenge einer bestimmten Hirnregion, desto größer die Aktivität der Zellen. Der Vorteil des Verfahrens besteht darin, dass keine Lösung in den Körper injiziert werden muss und der Körper keiner radioaktiven Strahlung ausgesetzt wird, wie es z.B. bei PET der Fall ist. Da beide Verfahren sehr teuer sind, kommen sie in der klinischen Praxis eher selten zum Einsatz. Hauptsächlich finden sie Anwendung in der Forschung und helfen dabei die Funktionsweise des Gehirns besser zu verstehen.[20]

Psychologische Tests

Um eine beginnende Demenz von einer normalen Altersvergesslichkeit abzugrenzen, werden eine Reihe psychologischer Untersuchungsinstrumente verwendet. Das wohl bekannteste Testverfahren ist der Mini-Mental Status Test (MMST). Abbildung 3 veranschaulicht die Strukturierung eines MMST. In einem Zeitraum von 10 bis 15 Minutenwerden der Testperson 30 Fragen gestellt. Es lässt sich eine Maximalpunktzahl von 30 erreichen. Eine kognitive Beeinträchtigung wird jedoch schon bei Werten von unter 26 Punkten angenommen. Nach MMST ist die Schwere der Demenz in drei Leistungsbereiche klassifiziert:

- leichte Demenz (20 bis 26 Punkte)
- mittelschwere Demenz (10-19 Punkte)
- schwere Demenz (unter 10 Punkte)

Die Fragen sind so standardisiert, dass man möglichst viel über die zeitliche und räumliche Orientierung, das Gedächtnis, die Aufmerksamkeit, die Sprache und das

---

[20] Vgl. Engel: Alzheimer & Demenzen, 2012, S. 19-21.

Sprachverständnis, sowie über die Lese-, Schreib-, Zeichen- und Rechnungsfähigkeiten der Testperson erfährt.[21]

Der MMST ermöglicht eine rasche Schweregradeinschätzung kognitiver Defizite bei Menschen mit Demenzverdacht. Dennoch müssen Testpersonen mit hohem Bildungsstand gesondert betrachtet werden. Denn auch wenn jene 30 Punkte erreichen, lässt sich eine Demenzerkrankung nicht automatisch ausschließen.[22]

Mini-Mental-Status-Test (MMST)

A. Orientierung

- „Jahr, Jahreszeit, Datum, Tag, etc."

Bitte schließen Sie die Augen!

B. Merkfähigkeit

- „Auto, Blume, Kerze"

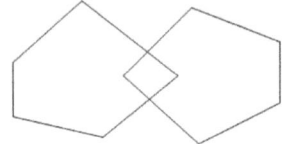

C. Aufmerksamkeit und Rechnen

- Reihensubstraktion oder rückwärts buchstabieren

D. Erinnerungsfähigkeit

E. Sprache (Schrift, Konstrukt. Praxis, etc.)

- Bennenen (Uhr, Stift)
- Nachsprechen („Sie leiht im kein Geld mehr")
- Handlungsfolge (Blatt falten)
- Instruktion ausführen
- Schreiben eines Satzes

(Schreiben eines Satzes)

Abbildung 3: Mini-Mental-Status-Test (MMST)

Quelle: Heinrich Heine Universität Düsseldorf/ LVR – Klinikverbund

Ein ebenfalls gängiger Screening-Test ist der Uhrentest. Wie andere psychologische Testverfahren ist er zur Frühdiagnostik geeignet. Die Testperson soll Ziffernblatt und Zeiger einer Uhr zeichnen und anschließend eine vom Arzt vorgegebene Uhrzeit eintragen. Der Arzt beurteilt das Vorgehen der Testperson und kann visuell konstruktive Störungen sofort erkennen. Von vielen Menschen, die sich im Frühstadium einer Demenz befinden kann diese triviale Aufgabe nicht gelöst werden.

---

[21] Vgl. Müller/ Romero/ Wenz: Alzheimer und andere Demenzformen, 2010, S. 14-15.
[22] Vgl. Wallesch/ Förstl: Demenzen, 2. Auflage, 2012, S. 141.

Der Uhrentest wird i.d.R. nur in Kombination mit anderen Testverfahren durchgeführt.[23]

2.5 Verlauf und Prognose

Neurodegenerative Demenzerkrankungen, wie Morbus Alzheimer, Lewy-Körperchen-Demenz und frontotemporale Demenz, verlaufen alle fortschreitend und sind bis heute nicht heilbar. Wie sich aus Abbildung 4 entnehmen lässt, wird der Verlauf einer Demenz in drei Stadien eingeteilt. Im späten Krankheitsstadium sind die Betroffenen im erhöhten Maße pflegebedürftig. Verhaltensauffälligkeiten, neuropsychologische Symptome steigen proportional mit der Verschlechterung der kognitiven Leistungsfähigkeit. Die Lebenserwartung verringert sich von Tag zu Tag. In vielen Fällen sterben Demenzkranke an den Folgen pulmonaler Komplikationen. Dies ist der Bettlägerigkeit geschuldet. Durch das ständige Liegen kommt es zu einer Druckerhöhung im Lungenkreislauf, was zu einer Rechtsherzinsuffizienz und folglich zum Tod führt. Die vaskuläre Demenz unterscheidet sich im Verlauf von den anderen Demenzerkrankungen. Sie verläuft nicht linear fortschreitend, sondern in Schüben. Der Betroffene durchlebt sogenannte Plateau-Phasen, das sind Phasen in denen sich die Symptome leicht zu bessern scheinen. Doch bei weiteren Hirninfarkten, kommt es schlagartig zu schubartigen Verschlechterungen. Besonders kleine Hirninfarkte, bleiben häufig unbemerkt. Diese führen zu einer Minderdurchblutung der betroffenen Hirnregionen und somit zu Gewebsuntergang. Bei der vaskulären Demenz hängt der allgemeine Verlauf von der Anzahl und der Stärke der Hirninfarkte ab.[24]

---

[23] Vgl. Skawran: Betreuung von Demenzkranken in der stationären Altenpflege, 2009, S. 39.
[24] Vgl. Bender et al. : Neurologie, 2012, S. 278-279.

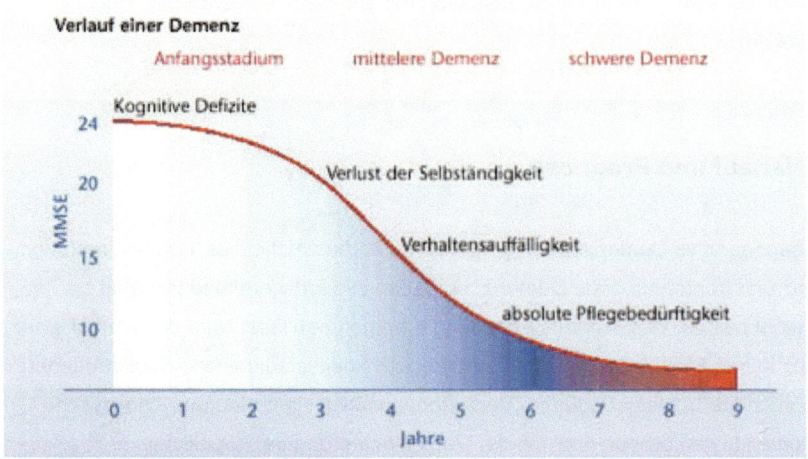

Abbildung 4: Verlauf einer Demenz

Quelle: www.sozialstation-tbb.de

3 Formen der Demenz

Es gibt eine Reihe von demenziellen Erkrankungen und somit auch verschiedene Demenz-Formen. Abhängig von der Betroffenheit der Hirnregion treten unterschiedliche Beschwerdebilder bzw. Demenz-Typen auf. Diese lassen sich durch den Ort ihrer Entstehung unterscheiden. Eine primäre Demenz entsteht im Gehirn selbst. Eine sekundäre Demenz hat i.d.R. eine spezielle auslösende Grunderkrankung. Alkoholismus, Medikamentenmissbrauch, Sauerstoffmangel bei Blutarmut, Schilddrüsenunterfunktion oder eine vorliegende Herzinsuffizienz.[25]

3.1 Primäre Demenzen

Alle primären Demenzen haben ihren Ursprung im Gehirn des Betroffenen. Es kommt zu neurodegenerativen und vaskulären Veränderungen. Als „neurodegenerativ" bezeichnet man in der Medizin einen fortschreitenden Verlust von

---

[25] Vgl. Gehlen/ Delank: Neurologie 12. Auflage 2010, S. 264.

Nervenzellen. „Vaskuläre Veränderungen" bedeuten in diesem Zusammenhang eine gefäßbedingte Verengung der Hirngefäße. Dabei sterben Nervenzellen nach und nach ab und die Verbindungen zwischen den Gehirnzellen gehen verloren. Die Symptome der unterschiedlichen Demenzerkrankungen ähneln sich, doch es gibt auch große Unterschiede.

Das Gehirn - Alzheimer Krankheit

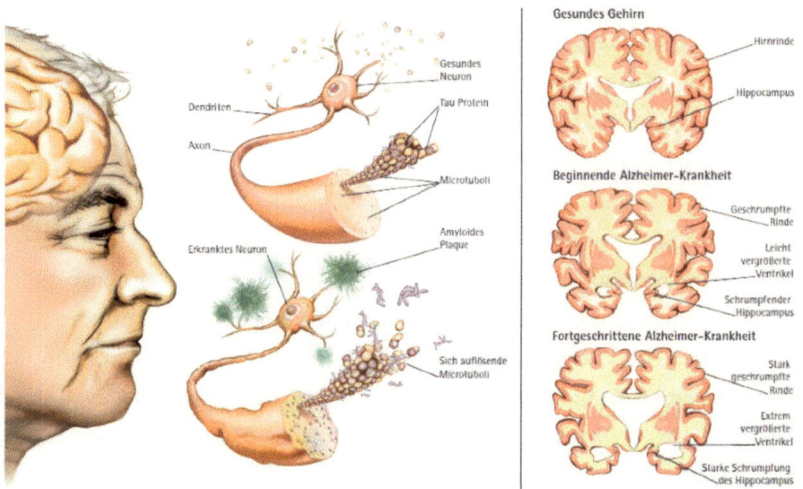

Abbildung 5: Veränderungen im Laufe der Alzheimer Krankheit

Quelle: Alzheimer Forschung Initiative e.V.

Die von Alois Alzheimer bereits 1907 beschriebene Alzheimer-Demenz ist mit ungefähr zweidrittel aller Demenzerkrankten die mit Abstand häufigste Form einer Demenz. Bei der Alzheimer-Demenz, auch Morbus Alzheimer genannt, handelt es sich um eine degenerative zerebrale Erkrankung, bei der durch Abbauprozesse Hirngewebe zu Grunde geht. Dadurch kommt es zu einem schleichenden Nachlassen der kognitiven Fähigkeiten. Abgesehen von der Abnahme des Hirnvolumens, kommt es zu einer vermehrten Ablagerung von Eiweißmolekülen im Gehirn. Hierbei handelt es sich um das sogenannte Beta-Amyloid. Dieses besagte Eiweißmolekül schädigt die Nervenzellen. Zusätzlich finden sich im Gehirn von Alzheimer-Patienten Veränderungen der Mikrotubuli. Diese kleinen Röhrchen bestehen aus Tubulin-Protein und sorgen für die Erhaltung der Zellstruktur. Das Tau-

Protein stabilisiert dabei die Mikrotubuli. Aber durch die Ablösung lagert sich das Tau-Protein in den fadenförmigen Alzheimer-Fibrillen ab. Daraufhin werden die Mikrotubuli destabilisiert. Diese Ablagerungen stören die Kommunikation zwischen den Nervenzellen und führen letztendlich zum Absterben. Die Veränderungen während des Krankheitsverlaufs lassen sich in Abbildung 5 erkennen. Eine Heilung der Alzheimer-Demenz ist zum gegenwärtigen Zeitpunkt noch nicht möglich.[26]

Die vaskuläre Demenz ist nach der Alzheimer-Demenz die zweithäufigste Ursache für eine demenzielle Erkrankung. Die Symptome treten aber früher und heftiger auf, als es bei der Alzheimer-Demenz der Fall ist. Dagegen kann das Gedächtnis der Betroffenen einer vaskulären Demenz deutlich länger erhalten bleiben. Verursacht wird die vaskuläre Demenz durch eine unzureichende Durchblutung des Gehirns. Durch kleinere oder größere Durchblutungsstörungen kann es zu plötzlichen Gedächtnisstörungen kommen. Die Blutgefäße, die das Gehirn mit Sauerstoff versorgen, sind verengt oder gar verschlossen. Dadurch erleiden die Neuronen, umgangssprachlich auch Gehirnzellen, einen akuten Sauerstoffmangel. Es kommt zur Zerstörung von Hirngewebe und der Unterbrechung von Nervenverbindungen. Infolgedessen sterben die betroffenen Neuronen ab. Man geht davon aus, dass der Verlauf einer vaskulären Demenz vor allem davon abhängt, ob es einen schweren Hirnschlag oder mehrere kleine Hirnschläge gegeben hat. Ein schwerer Hirnschlag legt direkt eine Hirnregion lahm. Folglich sind die Funktionen, die von der betroffenen Hirnregion gesteuert werden, abrupt beeinträchtigt. Hingegen ist das Problem bei den kleinen Hirnschlägen, dass diese häufig unbemerkt bleiben. So verursachen sie viele kleinere Schäden im Gehirn, woraufhin die geistige Leistungsfähigkeit des Betroffenen zu schwanken scheint. Eine besondere klinische Herausforderung stellen Mischformen von Alzheimer und vaskulärer Demenz dar. Dabei treten die typischen Alzheimer Symptome und die vaskulären Durchblutungsstörungen gleichzeitig auf. Hier gilt es beide Erkrankungen diagnostisch zu unterscheiden und spezifisch zu behandeln. Denn bis heute ist eine Heilung der vaskulären Demenz ausgeschlossen.[27]

Die Lewy-Körperchen Demenz ist nach ihrem deutschen Entdecker Friedrich H. Lewy benannt. Er war Neurologe und ein Mitarbeiter von Alois Alzheimer. Im Jahr 1912 beschrieb er erstmals das Vorkommen und die funktionelle Bedeutung der

---

[26] Vgl. Mahlberg/ Gutzmann: Demenzerkrankungen, 2009, S. 11-17.
[27] Vgl. Mahlberg/ Gutzmann: Demenzerkrankungen, 2009, S. 19-25.

Lewy-Körperchen. Man stellt sie sich als runde Einschlusskörperchen vor, die im Kern der Neuronen lokalisiert sind. Demnach sind diese Einschlusskörperchen krankhafte Verklumpungen eines Proteins, welches eine wichtige Funktion als Transportprotein für die Gehirnzellen hat. Folglich können die verklumpten Proteinreste nicht richtig abgebaut werden. Dabei sind sie viel seltener als Alzheimer-Plaques. In gewisser Weise ähneln die Symptome der Alzheimer-Demenz. Einige treten jedoch früher und stärker auf. Denn bei der Lewy-Körperchen Demenz nehmen zuerst die kognitiven Fähigkeiten ab. Die Gedächtnisleistung ist zu Beginn im geringen Maße beeinträchtigt. Typisch für Lewy-Körperchen ist, dass die Patienten verstärkt an Halluzinationen leiden. Im weiteren Krankheitsverlauf kommt eine dauerhafte Störung des Gedächtnisses hinzu. Ebenfalls häufig treten Parkinson-Symptome wie Steifheit, Gehunsicherheit und Zittern auf. Die geistige und körperliche Verfassung der Patienten unterliegt starken Schwankungen. Es gibt Phasen da wirken sie munter und voller Tatendrang und Phasen in denen sie verwirrt und in sich gekehrt sind. Heilbar ist diese Erkrankung bis heute nicht.[28]

Die frontotemporale Demenz, auch bekannt unter Morbus Pick oder der Pick-Krankheit, zählt zu den selteneren Formen der Demenz. Arnold Pick fand im Jahr 1892 heraus, dass es sich um eine degenerative Erkrankung des Gehirns handelt, die hauptsächlich das Frontal- und Temporalhirn betrifft. Diese Erkrankung ist vor allem durch eine Veränderung der Persönlichkeit gekennzeichnet. Manche Betroffene werden häufig schneller aggressiv oder gehen ungehemmt auf andere Menschen zu. Sie machen peinliche und taktlose Bemerkungen, die sie früher nie von sich gegeben hätten. Andere hingegen ziehen sich zurück und verhalten sich gleichgültig gegenüber Freunden und Verwandten. Die Fähigkeit, Emotionen bei Mitmenschen wahrzunehmen oder selbst empathisch auf andere einzugehen, nimmt dramatisch ab. Der Grund für dieses Verhalten liefert die betroffene Hirnregion. Denn bei der frontotemporalen Demenz sterben zuerst die Neuronen ab, die sich hinter der Stirn und den Schläfen befinden. In diesen frontotemporalen Hirnregionen sind erlernte Verhaltens- und Benimmregeln abgespeichert. Mit den absterbenden Neuronen geht dieses Wissen zugrunde. Infolgedessen kommen Gedächtnisstörungen hinzu. Im späten Stadium können neurologische Symptome

---

[28]   Vgl. Mahlberg/ Gutzmann: Demenzerkrankungen, 2009, S. 31-34.

wie Sprachstörungen und Bewegungsstörungen auftreten. Die Frontotemporale Demenz ist derzeit nicht heilbar.[29]

3.2 Sekundäre Demenzen

Als sekundäre Demenzen bezeichnet man Erkrankungen, die beim Betroffenen zu Demenz-Symptomen führen aber durch eine bestimmte Grunderkrankung bedingt sind. Somit liegt der geistige Verfall einer anderen organischen Erkrankung wie bspw. einer Hirnverletzung, einer Hirngeschwulst oder einer Erkrankung des Herz-Kreislauf-Systems zugrunde. Auch der Missbrauch von Alkohol, Drogen, Giften und Arzneimitteln kann eine sekundäre Demenz begründen.[30]

Zu den Grunderkrankungen gehören vor allem traumatische Demenzen, die durch äußerliche Einwirkungen verursacht werden. Dies geschieht bei tumorbedingten Gehirnoperationen und bei Unfällen, was zu einem Verlust von Hirnsubstanz führen kann. Die dabei entstehenden Mikrotraumata können zu winzigen Blutungen in der weißen Hirnsubstanz führen. Die Ursache bei toxischen Demenzen ist vor allem ein übermäßiger Konsum von Alkohol. Morbus Korsakow ist eine solche Erkrankung, die als Folge von starkem Alkoholismus auftritt. Toxische Demenzen können allerdings auch durch den Missbrauch bestimmter Medikamente hervorgerufen werden.

Dagegen werden infektiösen Demenzen immer von krankmachenden Mikroorganismenverursacht. Bei der Neuroborreliose ist es das Bakterium Borrelia burgdorferi und bei der HIV-Enzephalopathie das HIV-Virus. Die selten auftretende, aber tödlich verlaufende Creutzfeld-Jakob-Krankheit wird durch atypische Prionen verursacht. Prionen sind natürliche Eiweißstrukturen, die sich in krankmachende Eiweiße verwandeln können. Diese lagern sich in den Hirnzellen ab, die darauf zugrunde gehen. Eine weitere sekundäre Demenzform ist die endokrinologische Demenz. Sie wird meist durch eine Stoffwechselstörung ausgelöst wie einer Schilddrüsen-Unterfunktion. Bei den hypoxischen Demenzen ist Sauerstoffmangel die Ursache, welcher bei einer Reanimation oder Strangulation auftritt. Auch

---

[29] Vgl. Mahlberg/ Gutzmann: Demenzerkrankungen, 2009, S. 39-44.
[30] Vgl. Grunst et al.: Pflege konkret Neurologie Psychiatrie, 4. Auflage 2010, S. 379.

unzureichend behandelte Epilepsien können später zu hypoxischen Demenzen führen.[31]

Einige sekundäre Formen der Demenz sind behandelbar und in einigen Fällen ist auch eine Rückbildung der Demenzsymptomatik möglich.[32]

3.3 Therapie bei Demenzen

Eine Behandlung bei Demenzen ist sowohl mit Medikamenten als auch mit Verfahren wie Erinnerungs-, Kunst- und Musiktherapie möglich. Dennoch müssen sich Angehörigen und Betroffener im Klaren sein, dass die Therapien den Verlauf der Demenz nur hinauszögern, jedoch nicht heilen können. Im Rahmen der Behandlung wird zwischen der medikamentösen und nichtmedikamentösen Therapie differenziert.

Medikamentöse Therapie

Eine möglichst lange Erhaltung der Autonomie, Lebensqualität und Würde des Patienten ist das Hauptziel der medikamentösen Therapie. Zudem sollen die Symptome abgeschwächt werden. Zu Beginn einer demenziellen Erkrankung leiden viele Patienten an depressiven Symptomen wie Antriebslosigkeit, Traurigkeit und Verzweiflung. Eine bestimmte Wirkstoffgruppe der Antidepressiva wirkt diesen Symptomen entgegen. Die Rede ist von den selektiven Serotonin-Wiederaufnahme-Hemmern (SSRI). Diese antidepressiv wirkenden Medikamente erhöhen nur die Konzentration von dem Botenstoff Serotonin. Sie greifen nicht in das Acetylcholin-System ein und führen somit nicht zu einer Abnahme des Botenstoffs Acetylcholin im synaptischen Spalt. Denn hinsichtlich der medikamentösen Demenztherapie ist ein Abbau von Acetylcholin im Gehirn zu vermeiden, da Demenzkranken ohnehin schon an diesem Botenstoff mangelt. Im Gegensatz zu anderen Antidepressiva sind SSRI besonders gut geeignet. Im weiteren Verlauf kommen häufig Antidementiva zum

---

[31]   Vgl. Niefer/ Gust: Demenz-Medizin Wissen, 2013, S. 24-27.
[32]   Vgl. Flemmer: Demenz natürlich behandeln, 2012, S 18-19.

Einsatz. Antidementiva bewirken eine Verbesserung der geistigen Leistungsfähigkeit und können das Fortschreiten der Demenz verzögern. Leidet der Patient vermehrt unter Schlafstörungen und Halluzinationen werden Neuroleptika verabreicht. Sie greifen in das Botenstoff-System des Gehirns ein und lindern auf diese Weise die psychotischen Symptome. Schlagen die besagten Medikamente beim Betroffenen, wie beschrieben an, so erleichtern sie nicht nur jenem den Alltag, sondern auch den betreuenden Angehörigen.[33]

Nichtmedikamentöse Therapie

Eine nichtmedikamentöse Therapie kommt i.d.R. schon im frühen Stadium einer Demenz zum Einsatz und fungiert oft als Ergänzung zu einer medikamentösen Therapie. Nach Möglichkeit sollten die pflegenden Angehörigen in die nichtmedikamentöse Therapie mit einbezogen werden. Dadurch können sie besser mit der Situation umgehen und den Alltag leichter bewältigen. Um den früh auftretenden Symptomenwie Vergesslichkeit und eingeschränkter Merkfähigkeit entgegenzuwirken, macht man mit dem Betroffenen kognitives Training wie Gehirnjogging oder Gedächtnisübungen. Das animiert das Gehirn zu Denkprozessen und verbessert die Konzentration.

Im weiteren Therapieverlauf kommen ergotherapeutische Maßnahmen zum Einsatz um die Handlungsfähigkeit und damit auch die Selbstständigkeit der Betroffenen zu erhalten oder zu verbessern. Folglich sollten keine beliebigen Beschäftigungstherapien angeboten werden. Sinnvoll sind nur gezielte alltagsrelevante Hilfestellungen und Trainingsmaßnahmen, die von speziell ausgebildeten Ergotherapeuten durchgeführt werden. Für Demenzpatienten ist auch im weiteren Krankheitsverlauf wichtig dass verstärkt ihre Wahrnehmung und Orientierung gefördert werden. Eine künstlerische Therapie kann helfen die noch vorhandenen Ressourcen zu aktivieren. Das gleiche gilt für die sensorischen und multisensorischen Verfahren sowie für den Einsatz von Therapiehunden. Diese können bei den sehr nervösen Patienten beruhigende Effekte erzielen. Im

---

[33] Vgl. Engel, S.: Alzheimer & Demenzen, 2012, S. 24-26.

Gesamtzusammenhang betrachtet erfüllt jedoch die nichtmedikamentöse Therapie primär einen unterstützenden Zweck zur medikamentösen Therapie.[34]

4 Pflegeversicherung und Pflegebedürftigkeit

Während des gesamten Krankheitsverlaufs nehmen demenzkranke Versicherte größtenteils die Leistungen der SPV in Anspruch. Meist führt eine Demenzerkrankung zu schwerster Pflegebedürftigkeit und völliger Hilflosigkeit bei den Betroffenen und Angehörigen. Die Intensität des Betreuungsaufwandes durch Angehörige kann je nach Stadium der Demenz unterschiedlich ausfallen. Ebenso verhält es sich mit den verschiedenen Leistungsarten der Pflegeversicherung. De facto werden die Leistungen der Pflegeversicherung je nach Schweregrad der Einschränkungen im alltäglichen Leben entsprechend der drei Pflegestufen bezahlt. In diesem Kapitel werden die gesetzlich festgelegten Aufgaben der SPV sowie der Begriff der Pflegebedürftigkeit bezüglich der Demenz näher erläutert. Anschließend wird aufgezeigt in welchem Maße pflegebedürftige Demenzkranke aktuell und in Zukunft durch die Pflegestärkungsgesetze unterstützt werden.

4.1 Rolle der sozialen Pflegeversicherung

Am 01.01.1995 wurde das elfte Buch Soziale Pflegeversicherung (SGB XI) in das Sozialgesetzbuch integriert. Die SPV ist damit, neben der sozialen Kranken-, Renten-, Unfall- und Arbeitslosenversicherung, die fünfte Säule der gesetzlichen Sozialversicherung.[35]
Gemäß § 1 SGB XI wurde zur sozialen Absicherung des Risikos der Pflegebedürftigkeit mit dem elften Buch ein eigenständiger Zweig, die SPV, geschaffen. Demnach sind alle Bürgerinnen und Bürger, die bei einer gesetzlichen Krankenkasse, krankversichert sind auch bei eben dieser pflegeversichert. Für privat

---

[34] Vgl. Flöel A.: Alzheimer – unabwendbares Schicksal, 2013, S. 73-74.
[35] Vgl. Gerlinger/ Röber: Die Pflegeversicherung, 2009, S. 19.

Versicherte besteht die Pflicht eine private Pflegeversicherung abzuschließen. Die SPV gewährt ihren Mitgliedern eine solidarische Unterstützung, wenn eine Pflegebedürftigkeit festgestellt wird. Die dabei entstehenden Leistungsausgaben werden durch Beiträge der Mitglieder und der Arbeitgeber finanziert. Der Beitragssatz der SPV liegt seit dem 1. Januar 2013 bei 2,05 Prozent. Familienangehörige und eingetragene Lebenspartner sind beitragsfrei mitversichert. Für gesetzlich Versicherte, die keine Kinder haben, liegt der Beitragssatz bei 2,3 Prozent.[36]

In der SPV spielt bezüglich der Leistungserbringung die Bedeutung der Selbstbestimmung eine zentrale Rolle. Nach § 2 Abs.1 SGB XI sollen die Leistungen den Pflegebedürftigen helfen, trotz ihres Hilfebedarfs ein möglichst selbständiges und selbstbestimmtes Leben zu führen, das der Würde des Menschen entspricht. Insbesondere sollen die Hilfen auf die Wiedergewinnung oder Erhaltung der körperlichen, geistigen und seelischen Kräfte des Pflegebedürftigen hinwirken. Nach § 3 Satz 1 SGB XI soll die SPV mit ihren Leistungen vorrangig die häusliche Pflege und die Pflegebereitschaft der Angehörigen und Nachbarn unterstützen. So kann der Pflegebedürftige noch in seiner häuslichen Umgebung bleiben. In § 5 SGB XI wird darauf hingewiesen, dass man frühzeitig durch Prävention und Rehabilitation, den Eintritt von Pflegebedürftigkeit zu vermeiden hat. Sollte die Pflegebedürftigkeit bereits eingetreten sein, so haben die Leistungsträger ihre Leistungen zur medizinischen Rehabilitation und ergänzenden Leistungen in vollem Umfang einzusetzen. Dadurch soll die Pflegebedürftigkeit überwunden, vermindert sowie eine Verschlimmerung verhindert werden.

Da die SPV für eine solidarische Unterstützung der Versicherten vorgesehen ist, muss man die §§ 1,2,3 und 5 SGB XI i.V.m. mit dem § 29 Abs.1 Satz 1 und 2 SGB XI betrachten. Nach dem Wirtschaftlichkeitsgebot heißt es: „Die Leistungen müssen wirksam und wirtschaftlich sein; sie dürfen das Maß des Notwendigen nicht übersteigen. Leistungen, die diese Voraussetzungen nicht erfüllen, können Pflegebedürftige nicht beanspruchen, dürfen die Pflegekassen nicht bewilligen und dürfen die Leistungserbringer nicht zu Lasten der SPV bewirken." Die Bewilligungspraxis soll hierdurch optimiert und damit auch die Harmonisierung von Einnahmen und Ausgaben, Beiträgen und Leistungen sichergestellt werden. Somit

---

[36] Vgl. Bundesministerium für Gesundheit, „Pflegeversicherung Beitragssatz", ww.bmg.bund.de.

bekommen Versicherte nur Leistungen bewilligt, die das Gebot der Wirksamkeit und Wirtschaftlichkeit im Maße des Notwendigen erfüllen.

4.2 Begriff der Pflegebedürftigkeit

Sobald das versicherte Risiko beim gesetzlich Versicherten eintritt ist die SPV zur Leistungserbringung verpflichtet. Somit sind nur Pflegebedürftige berechtigt pflegerische Leistungen in Anspruch zu nehmen. Pflegebedürftig im Sinne des § 14 SGB XI sind Personen, die wegen einer körperlichen, geistigen oder seelischen Krankheit oder Behinderung für die gewöhnlichen und regelmäßig wiederkehrenden Verrichtungen im Ablauf des täglichen Lebens auf Dauer, voraussichtlich für mindestens sechs Monate, in erheblichem oder erhöhtem Maße der Hilfe bedürfen. Krankheiten oder Behinderungen im Sinne des § 14 Abs. 1 SGB XI sind:

1. Verluste, Lähmungen oder andere Funktionsstörungen am Stütz- und Bewegungsapparat,
2. Funktionsstörungen der inneren Organe oder der Sinnesorgane,
3. Störungen des Zentralnervensystems wie Antriebs-, Gedächtnis- oder Orientierungsstörungen sowie endogene Psychosen, Neurosen oder geistige Behinderungen.

Nach § 14 Abs. 3 SGB XI besteht die von der SPV finanzierte Hilfe in der Unterstützung, in der teilweisen oder vollständigen Übernahme der Verrichtungen im Ablauf des täglichen Lebens oder in Beaufsichtigung oder Anleitung mit dem Ziel der eigenständigen Übernahme dieser Verrichtungen.

Tabelle 1: Gewöhnliche und regelmäßig wiederkehrende Verrichtungen des täglichen Lebens nach § 14 Abs. 4 Nr. 1 – 4 SGB XI

Grundpflege			Hauswirtschaftliche Versorgung
Körperpflege	**Ernährung**	**Mobilität**	
Waschen,	Mundgerechte	Aufstehen,	Einkaufen, Kochen,
Duschen,	Zubereitung der	Zubettgehen,	Reinigen der Wohnung,
Baden,	Nahrung,	An- und	Spülen, Wechseln und
Zahnpflege,	Aufnahme der	Auskleiden,	Waschen der Wäsche
Kämmen,	Nahrung	Gehen, Stehen,	und Kleidung oder das
Rasieren,		Treppensteigen	Beheizen
Darm-oder		oder das	
Blasenentleerung		Verlassen und	
		Wiederaufsuchen	
		der Wohnung	

Quelle: 11. Buch. Soziale Pflegeversicherung (SGB XI) - Eigene Darstellung

Im Vorfeld muss jedoch festgestellt werden, ob eine Pflegebedürftigkeit vorliegt oder nicht. Gemäß § 18 Abs. 1 Satz 1 SGB XI haben die Pflegekassen durch den Medizinischen Dienst der Krankenversicherung (MDK) prüfen zu lassen, ob die Voraussetzungen der Pflegebedürftigkeit erfüllt sind und welche Stufe der Pflegebedürftigkeit vorliegt. Der MDK hat den Versicherten als Antragssteller, nach § 18 Abs. 2 Satz 1 SGB XI in seinem Wohnbereich zu begutachten.

Der MDK soll zwar jegliche Zeugnisse der behandelnden Ärzte des Antragsstellers miteinbeziehen, doch letztendlich ist es der zuständige MDK-Gutachter selbst, der das Ergebnis feststellt. Dies geschieht bei der Untersuchung im häuslichen Umfeld des Antragsstellers. Schließlich entscheidet die Pflegekasse auf Grundlage der Empfehlung des MDK-Gutachtens über die Pflegebedürftigkeit und die Einstufung des Antragsstellers.[37]

4.3   Leistungen der sozialen Pflegeversicherung

Die Leistungen der SPV sind durch allgemeinen Grundsätze und Zielbestimmungen bestimmt. Diese sind im ersten Kapitel des SGB XI geregelt. Werden diese

---

[37]   Vgl. Gerlinger/ Röber: Die Pflegeversicherung, 2009, S. 30.

Leistungen von Versicherten in Anspruch genommen, bleibt der Anspruch auf andere Leistungen (z.B. Leistungen der Krankenversicherung, Rente, Wohngeld und Sozialhilfe) davon unberührt.[38]

Denn gemäß § 28 Abs. 4 SGB XI soll die Pflege die Aktivierung des Pflegebedürftigen zum Ziel haben, also darauf gerichtet sein, so weit wie möglich vorhandene Fähigkeiten zu erhalten bzw. verlorene Fähigkeiten zurück zu gewinnen. Nach dem Selbstbestimmungsrecht des Pflegebedürftigen sind die Leistungsformen in folgende Maßnahmenartenunterteilt: ambulante Pflege, stationäre Pflege, Pflegehilfsmittel und sonstige Pflegeleistungen. Die Leistungsarten der insgesamt vier Maßnahmenarten werden im nächsten Kapitel näher erläutert.

Leistungsarten bei ambulanter Pflege

Bei der ambulanten Pflege werden die Betroffenen vorwiegend im häuslichen Umfeld gepflegt. Alle Leistungsarten der ambulanten Pflege sind im SGB XI gesetzlich festgelegt. Darunter fallen die Pflegesachleistungen nach § 36, Pflegegeld sowie Beratungseinsatz nach § 37, Kombileistungen nach § 38, Verhinderungspflege nach § 39 sowie teilstationäre Pflege nach § 41 SGB XI.

Pflegebedürftige haben verschiedene Möglichkeiten ihre ambulante Pflege zu organisieren. Demenzkranke nehmen hauptsächlich die Leistungen der häuslichen Pflege in Anspruch. Zur Entlastung der eigenen Angehörigen beanspruchen sie Pflegesachleistungen (§ 36 SGB XI). Hier wird die häusliche Pflege durch einen ambulanten Pflegedienst sichergestellt. Dieser gibt je nach Pflegestufe Hilfestellungen im Bereich der Grundpflege. Selbst beschaffte Pflegepersonen sind nicht an der Pflege beteiligt. Bei der Leistungsart Pflegegeld (§ 37 SGB XI) muss hingegen die ambulante Pflege durch selbst beschaffte Pflegehilfen erfolgen. Dafür kommen Angehörige, Nachbarn oder andere Personen in Frage. Eine Kombination von Geld- und Sachleistung erhält man, wenn Kombileistungen (§ 38 SGB XI) beantragt werden. Diese eignen sich besonders für pflegende Angehörige, die den Pflegebedürftigen nur zeitweise pflegen können. So kann die Pflege effizienter gestaltet werden. Verhinderungspflege (§ 39 SGB XI) kann beantragt werden, wenn

---

[38] Vgl. Gerlinger/ Röber: Die Pflegeversicherung, 2009, S. 25.

die Pflegeperson, wegen Erholungsurlaub, Krankheit oder aus anderen Gründen an der Pflege gehindert ist. Dabei werden die Kosten der notwendigen Ersatzpflege, beschränkt auf vier Wochen im Jahr von der Pflegekasse übernommen. Zudem haben Pflegebedürftige einen zeitlich unbegrenzten Anspruch auf teilstationäre Pflege in Einrichtungen der Tages- oder Nachtpflege (§ 41 SGB XI). Dies wird nur dann bewilligt, wenn die häusliche Pflege nicht im ausreichenden Umfang sichergestellt werden kann.[39]

Leistungsarten bei sonstigen Pflegeleistungen

Unter sonstigen Pflegeleistungen versteht man ergänzende Leistungen, die zusätzlich in Anspruch genommen werden können. Dazu zählen die Pflegeberatung nach § 7a, Beratungsgutscheine nach § 7b, Wohnumfeldmaßnahmen nach § 40, Pflegekurse nach § 45 sowie zusätzliche Betreuungsleistungen nach §§ 45a/45b SGB XI.

Personen, die Leistungen nach dem SGB XI erhalten haben Anspruch auf individuelle Beratung durch einen Pflegeberater bei der Auswahl und Inanspruchnahme der Sozialleistungen (§ 7a SGB XI). In diesem Zusammenhang besteht die Möglichkeit sich einen Beratungsgutschein ausstellen zu lassen (§ 7b SGB XI). Wohnumfeldverbessernde Maßnahmen (§ 40 SGB XI) sollen die Pflege erleichtern und zur Linderung der Beschwerden des Pflegebedürftigen beitragen. Wenn der Pflegebedürftige eine behindertengerechte Dusche oder ähnliches benötigt, kann dies als wohnumfeldverbessernde Maßnahme beantragt werden. Zur Schulung von pflegenden Angehörigen können Pflegekurse (§ 45 SGB XI) belegt werden. Dadurch sollen die Pflege und Betreuung verbessert und die körperlichen und seelischen Belastungen gemindert werden. Die Schulung soll bestenfalls auch im häuslichen Umfeld des Pflegebedürftigen stattfinden.

Pflegebedürftige und Personen mit Pflegestufe 0 und eingeschränkter Alltagskompetenz, erhalten, wenn sie zum berechtigten Personenkreis (§ 45a SGB XI) gehören, zusätzliche Bereuungsleistungen (§ 45b SGB XI). Wenn die Alltagskompetenz im erheblichen Maße eingeschränkt ist stehen ihnen 100 € zu, ist

---

[39] Vgl. Gerlinger/ Röber: Die Pflegeversicherung, 2009, S. 38-41.

sie im erhöhten Maße eingeschränkt, so stehen ihnen 200 € im Monat zu. Das Geld darf ausschließlich für zusätzliche Betreuungsleistungen im Sinne des SGB XI verwenden werden.[40]

Leistungsarten bei Pflegehilfsmitteln

Bei Bedarf können Pflegebedürftige nach § 40 SGB XI Pflegehilfsmittel und technische Hilfen in Anspruch nehmen. Sie sollen dem Pflegebedürftigen eine selbstständigere Lebensführung ermöglichen oder zur Erleichterung der Pflege oder zur Linderung der Beschwerden dienen.

Darüber hinaus trägt die Pflegekasse die Aufwendungen für verbrauchte Pflegehilfsmittel, wie z.B. Windeln, bis zu einer Höhe von 31 € im Monat (§ 40 Abs. 2 SGB XI). Auch die Kosten für die Beschaffung oder Anpassung technischer Hilfsmittel werden erstattet, allerdings bei einer Zuzahlung in Höhe von zehn Prozent bis maximal 25 € (§ 40 Abs. 3 SGB XI). Für Maßnahmen zur Anpassung des Wohnumfeldes, unterstützt die Pflegekasse mit einem Zuschuss von bis zu 2.557 € je Maßnahme. Bei der Bemessung des Zuschusses sind die Kosten der jeweiligen Maßnahme, ein angemessener Eigenanteil und das Einkommen des Pflegebedürftigen zu berücksichtigen (§ 40 Abs. 4 SGB XI).

Leistungsarten bei stationärer Pflege

Alle Leistungsarten bei stationärer Pflege, die Pflegebedürftige in Anspruch nehmen können, sind im SGB XI geregelt. Dazu zählen die Kurzzeitpflege nach § 42, sowie die vollstationäre Pflege nach § 43 und Leistungen die aus § 87b SGB XI resultieren. Wenn keine häusliche und teilstationäre Pflege in ausreichendem Maße gewährleistet werden kann, dann hat der Pflegebedürftige für bis zu vier Wochen im Jahr Anspruch auf stationäre Kurzzeitpflege (§ 42 SGB XI). Ein Anspruch auf vollstationäre Pflege haben Pflegebedürftige erst dann, wenn eine häusliche oder teilstationäre Pflege nicht möglich ist oder wegen der Besonderheit des Falles nicht

---

[40] Vgl. Gerlinger/ Röber: Die Pflegeversicherung, 2009, S. 42.

in Betracht kommt (§ 43 Abs.1 SGB XI). Demnach übernimmt die Pflegekasse die Aufwendungen für Pflegebedürftige mit pauschalen Leistungsbeträgen, deren Höhe sich nach der jeweiligen Pflegestufe richtet. Sie umfassen die pflegebedingten Aufwendungen sowie Aufwendungen für soziale Betreuung, nicht aber für die Unterbringung und Verpflegung des Pflegebedürftigen. Im Gegensatz zu ambulanten Pflegesachleistungen umfasst der pflegebedingte Aufwand in der vollstationären Pflege auch die Kosten der medizinischen Behandlungspflege, während diese in der ambulanten Pflege von der Krankenversicherung getragen werden.[41]

Zudem haben pflegebedürftige Heimbewohner mit erheblichem Bedarf an allgemeiner Beaufsichtigung und Betreuung Anspruch zusätzliche Betreuungsleistungen (§ 87b SGB XI). Die Leistungen der zusätzlichen Betreuung und Aktivierung führt zu keiner zusätzlichen Kostenbelastung für die betroffenen Heimbewohner.

4.4 Pflegebedürftigkeit bei Demenz

In Deutschland wird die Schwere der Pflegebedürftigkeit eher an rein körperlichen Einschränkungen gemessen. Bis dato (2011) wurden neurodegenerative Erkrankungen vom Pflegebedürftigkeitsbegriff explizit nicht berücksichtigt. Demzufolge lassen sich aus allgemeinen Pflegestatistiken kaum Informationen zu dementiellen Erkrankungen entnehmen. Die Verteilung von Demenzpatienten auf die Pflegestufen I bis III ist nicht ersichtlich, ebenso welche Art der Pflegeleistungen bevorzugt von Demenzpatienten in Anspruch genommen werden. Doch die Wahrscheinlichkeit, mit einer Demenz zunehmend rasch pflegebedürftig zu werden, ist sehr hoch. Doch nicht immer wird bei Demenzpatienten durch den MDK auch eine Pflegebedürftigkeit festgestellt. Es verhält sich i.d.R. so, dass die Anzahl der Pflegestufen bei Versicherten mit einer Demenzdiagnose proportional mit zunehmendem Alter ansteigt. Dieser Anstieg wird größtenteils den altersbedingten körperlichen Begleiterkrankungen beigemessen, und nicht einer Demenzerkrankung. Die Tatsache, dass jungen Altentrotz Demenzerkrankung keine Pflegeleistungen bewilligt werden, lässt sich wie folgt begründen. Zum einen kann es an dem

---

[41] Vgl. Gerlinger/ Röber: Die Pflegeversicherung, 2009, S. 43.

langsamen Fortschreiten der Demenz und an den anfangs eher milden Symptomen liegen. Zum anderen könnte es aber auch dadurch erklärt werden, dass allein die kognitiven Einschränkungen noch nicht zu einer Pflegestufe im Sinne des SGB XI führen.[42]

Aus einer Statistik der Erstbegutachtungen des MDK aus dem Jahr 2009 lassen sich wichtige Informationen zur Betreuung von Demenzpatienten in Deutschland entnehmen. Folglich wird ersichtlich, wie viel Prozent der Erstantragssteller auf Pflegeleistungen die vom Gesetzgeber neu definierte zusätzliche Betreuungsleistung aufgrund eingeschränkter Alltagskompetenz (BEA) bewilligt bekommen haben. Demnach haben 13 % der Erstantragssteller auf ambulante Pflegeleistungen und 24 % der Erstantragssteller auf Leistungen der stationären Pflege keine Pflegestufe erhalten, jedoch ist ihnen die zusätzliche BEA genehmigt worden. Jene Leistung wurde im Jahr 2009 erstmalig auch für Personen ohne Pflegebedürftigkeit bewilligt. Im selben Jahr haben insgesamt 30.000 ambulant gepflegte und rund 5.000 stationär gepflegte Antragssteller diese Demenzdiagnose in Anspruch genommen.[43]

Für Demenzkranke und deren Angehörigen ist bezüglich der zusätzlichen BEA Folgendes zu unterscheiden. Nach § 45b SGB XI wird ambulant versorgten Pflegebedürftigen, die über eine eingeschränkte Alltagskompetenz verfügen, ein zusätzlicher Betreuungsbetrag gewährt. Ist die Alltagskompetenz erheblich eingeschränkt, gibt es von der Pflegekasse monatlich 100,00 €, ist sie erhöht eingeschränkt gibt es monatlich 200,00 €. Dabei darf das Geld ausschließlich für Betreuungsleistungen verwendet werden und nicht zur Grundpflege oder hauswirtschaftlichen Versorgung. Aus § 87b SGB XI geht hervor, dass nur vollstationäre Pflegeeinrichtungen Anspruch auf leistungsgerechte Zuschläge zur Pflegevergütung haben. Dadurch können Heimbewohner mit erheblichem Bedarf an allgemeiner Beaufsichtigung und Betreuung zusätzlich betreut und aktiviert werden. Der Anspruch besteht ausschließlich für die stationäre Einrichtung, nicht für den betroffenen Pflegebedürftigen selbst. Die Betreuungskräfte sollen Demenzkranken für Gespräche über Alltägliches und ihre Sorgen zur Verfügung stehen. Im Gegenzug sollen sie ihnen ihre Ängste nehmen und ein Gefühl der Sicherheit und Orientierung geben. In erster Linie sollen die Betreuungsangebote nach den individuellen

---

[42] Vgl. Doblhammer et al.: Demografie der Demenz, 2012, S. 105.
[43] Vgl. Doblhammer et al.: Demografie der Demenz, 2012, S. 110.

Erwartungen, Wünschen, Fähigkeiten und Befindlichkeiten der Heimbewohner ausgerichtet sein.

Abschließend kann festgestellt werden, dass die Leistung der zusätzlichen BEA vor allem von demenzkranken Versicherten beansprucht wurden. Denn die Ausgaben entfielen zu mehr als zwei Drittel auf Versicherte mit einer vom Arzt diagnostizierten Demenzdiagnose.[44]

---

[44]   Vgl. Doblhammer et al.: Demografie der Demenz, 2012, S. 111.

5   Fazit

Im Rahmen dieser Hausarbeit ist deutlich geworden, dass Demenzerkrankungen in unserer Gesellschaft einen besonderen Stellenwert einnehmen und zukünftig auch einnehmen werden. Die Unabwendbarkeit dieser Tatsache lässt sich nicht allein auf den demografischen Wandel unserer Gesellschaft abwälzen, sondern auch auf die sich ständig verbessernde Medizin und den zahlreichen Innovationen im Arzneimittelmarkt. Doch dieser Fortschritt findet bis dato nicht auf dem Gebiet der Demenz statt. Im Vergleich zu vielen anderen Krankheitsbildern sind demenzielle Erkrankungen noch unzureichend erforscht und bis heute nicht heilbar. Es ist davon auszugehen, dass die Schwere der Pflegebedürftigkeit bei Demenzerkrankungen in den nächsten Jahren und Jahrzehnten zunehmen wird. Um die Kapazitäten der sozialen Pflegeversicherung künftig nicht überzustrapazieren, sollten sich Experten im deutschen Gesundheitswesen zusammensetzen und gemeinsam Reformen und Maßnahmen entwickeln, die zum einen sicherstellen, dass Demenzpatienten in Zukunft entsprechend gut versorgt werden können und zum anderen wirtschaftlich, sodass diese auch seitens der sozialen Pflegeversicherung umgesetzt werden können.

Abbildungsverzeichnis

Tabellenverzeichnis

Literatur- und Quellenverzeichnis

Bamberg, G. und Baur, F. und Krapp, M. (2012): Statistik, 17. Aufl., München.

Bender et al. (2012): mediscript Kurzlehrbuch Neurologie, 1. Aufl., Stuttgart.

Breyer, F. und Zweifel, P. und Kifmann, M. (2004): Gesundheitsökonomik, 5. Aufl., Konstanz und Zürich.

Bundesministerium für Gesundheit (2014): Unterzeichnung der Agenda „Gemeinsam für Menschen mit Demenz".
http://www.bmg.bund.de/ministerium/meldungen/allianz-fuer-menschen-mit-demenz.html

Bundesministerium für Gesundheit (2014): Pflegeversicherung – Beitragssatz und Beitragshöhe.
http://www.bmg.bund.de/pflege/pflegeversicherung/beitragssatz-beitragshoehe.html

Das deutsche Cochrane Zentrum (2014): Leitlinien – Definition und Hintergrund.
http://www.cochrane.de/leitlinien

Demenz-leitlinie (2013): Labordiagnostik – Empfehlungen nach DGPPN/DGN-S3-Leitlinie „Demenzen" 2009.
http://www.demenz-leitlinie.de/aerzte/Diagnostik/Labor.html

Deutsche Alzheimer Gesellschaft – Selbsthilfe Demenz (2014): Die Häufigkeit von Demenzerkrankungen.
http://www.deutschealzheimer.de/fileadmin/alz/pdf/factsheets/infoblatt1_haeufigkeit_de menzerkrankungen_dalzg.pdf

DGPPN und DGN (2009): S3-Leitlinie „Demenzen": Kurzversion (November 2009).
https://www.dgppn.de/fileadmin/user_upload/_medien/download/pdf/kurzversion-leitlinien/s3-leitlinie-demenz-kf.pdf

Doblhammer et al. (2012): Demografie der Demenz, 1. Auflage
Engel, S. (2012): Alzheimer & Demenzen, 3. Aufl., Bonn.

Flemmer A. (2012): Demenz natürlich behandeln, 1. Aufl., München.

Flöel, A. (2013): Alzheimer – unabwendbares Schicksal, 2. Aufl., Berlin.

Gehlen, W. und Delank, H.-W. (2010): Neurologie, 12. Aufl., Heidelberg und Stuttgart.

Gerlinger, T. und Röber, M. (2009): Die Pflegeversicherung, 1. Aufl., Frankfurt.

Günster, C. und Klose, J. und Schmacke, N. (2012): Versorgungs-Report, Stuttgart.

Kitwood, T. (2004): Demenz – Der personenzentrierte Ansatz im Umgang mit verwirrten Menschen.

Langenscheidt Taschenwörterbuch (2012): Lateinisch-Deutsch Wörterbuch.

Mahlberg, R. und Gutzmann, H. (2009): Demenzerkrankungen, 1. Aufl., Köln.

Müller, F. und Romero, B. und Wenz, M. (2010): Alzheimer und andere Demenzformen, Königswinter 2010.

Niefer, H. und Gust, J. (2013): Demenz-Medizin Wissen 1. Aufl., Stuttgart.

Schadé, J.P. (2003): Lexikon Medizin und Gesundheit, 2. Aufl. Heidelberg.

SGB Bücher I – XII (2014): Beck-Texte im dtv., 43. Aufl., München.

Skawran, M. (2009): Betreuung von Demenzkranken in der stationären Altenpflege, 1. Aufl., Hamburg.

Stephan Grunst et al. (2010): Pflege konkret Neurologie Psychiatrie, 4. Aufl., Stuttgart.

Wallesch, C.W. und Förstl, H. (2012): Demenzen, 2. Aufl., Stuttgart und New York.

Wissenschaftliches Institut der AOK (2012): „Demenzerkrankungen nehmen zu" Versorgungs-Report 2012.
http://www.wido.de/fileadmin/wido/downloads/pdf_ggw/wido_ggw_widothemen_0112.pdf.

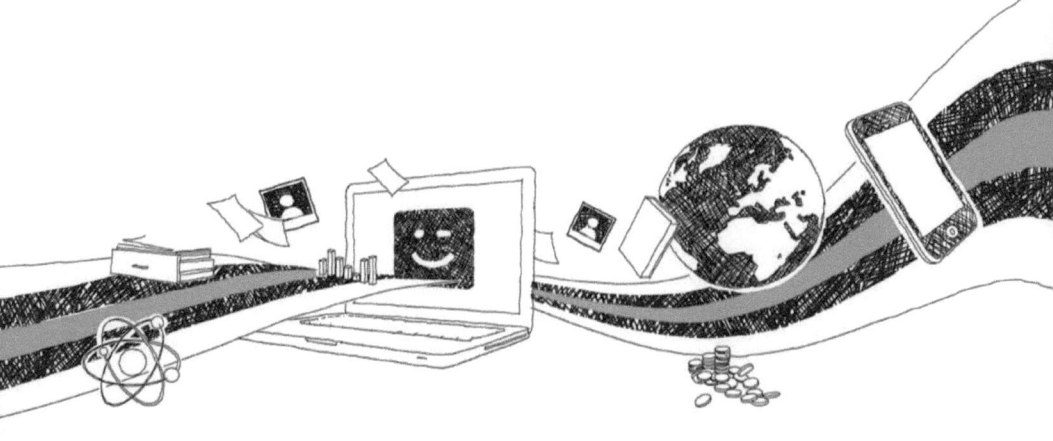
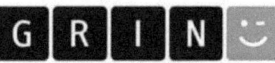